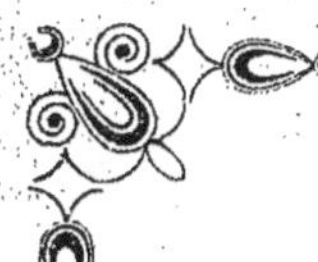

ÉBAUCHE

DE

PHILOSOPHIE MÉDICALE

PAR

M. S. J. N. SERGUÉYEFF

Que deviendrons-nous, pauvres malades, tandis
que les princes de la science se livrent en champ
clos à leurs discussions stériles?

Quidquid delirant reges, plectuntur Achivi.

PARIS | LEIPZIG
LIBRAIRIE A. FRANCK | A. FRANCK'sche Verlagshandlung
ALB. L. HEROLD, Succ. | ALB. L. HEROLD
67, RUE RICHELIEU. | 10. 11. QUERSTRASSE.

1862

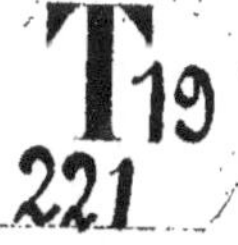

ÉBAUCHE

DE

PHILOSOPHIE MÉDICALE

PARIS. TYPOGRAPHIE DE HENRI PLON,

IMPRIMEUR DE L'EMPEREUR,

RUE GARANCIÈRE, 8.

ÉBAUCHE

DE

PHILOSOPHIE MÉDICALE

PAR

M. S. J. N. SERGUÉYEFF

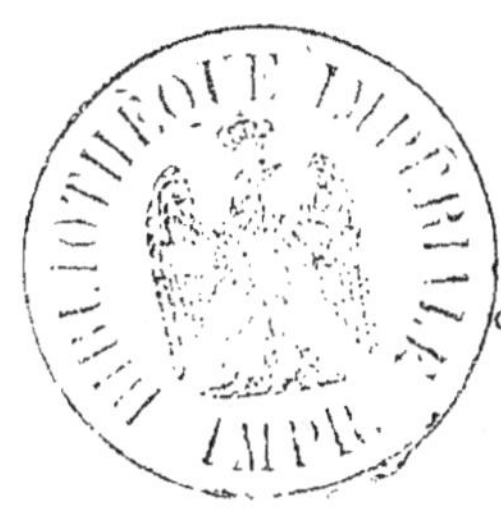

Que deviendrons-nous, pauvres malades, tandis que les princes de la science se livrent en champ clos à leurs discussions stériles?

Quidquid delirant reges, plectuntur Achivi.

PARIS	LEIPZIG
LIBRAIRIE A. FRANCK	A. FRANCK'sche Verlagshandlung
ALB. L. HEROLD, Succ.	ALB. L. HEROLD
67, RUE RICHELIEU	10. 11. QUERSTRASSE.

1862

ÉBAUCHE

DE

PHILOSOPHIE MÉDICALE.

Parmi les périodes que l'humanité a traversées dans son développement, nulle, sans doute, n'a été plus féconde que la nôtre en découvertes scientifiques. Si, cependant, faisant taire un moment notre admiration devant ce spectacle prodigieux, nous interrogeons les maîtres de la science moderne sur les principes généraux qui les ont guidés dans ce progrès, ou sur les conséquences générales qui sont venues le couronner, le doute seul nous apparaît au point de départ, le doute seul nous répond au point d'arrivée. Nous n'avons plus même la consolation d'assister à ces luttes acharnées de théories contre théories, auxquelles, à défaut de vérité, la foi tout au moins présidait. Les théories sont de toute part abandonnées, et si la voix de quelque apôtre convaincu se fait entendre parfois, elle va bientôt se perdre dans l'indifférence générale.

Il reste inconnu, lui et sa doctrine. D'où vient ce dédain qui accueille dès son début toute philosophie scientifique? D'où vient cette impuissance à fonder une doctrine sur ces faits innombrables nouvellement acquis, si ingénieusement découverts et si habilement constatés? Les théories ont été successivement abandonnées parce que tantôt elles n'expliquaient pas des faits nouveaux, tantôt elles se trouvaient, avec eux, en contradiction directe. On résolut alors de s'adresser au fait seul, de placer en lui seul sa confiance. Mais les laborieuses recherches de la méthode expérimentale commandaient des investigateurs spéciaux, et cette spécialité fatale rompit le lien synthétique de toutes les sciences, ou plutôt ne lui permit pas de s'établir. Les théories sont restées stériles; les unes, parce qu'elles étaient des conceptions abstraites, sans racines dans la réalité; les autres, parce qu'elles étaient édifiées pour un ordre de faits particuliers, et que leur défectuosité devenait évidente dès qu'elles se hasardaient au delà du cercle étroit où elles avaient pris naissance.

En l'absence d'une théorie, d'une philosophie rationnelle, les immenses matériaux que nous devons à l'expérimentation par voie de spécialité, sont restés muets à leur tour pour la doctrine, et ne nous ont point, à beaucoup près, dotés de tous les résultats féconds dont ils sont susceptibles. Nulle science n'a plus à souffrir de cet état de choses que celle dont l'importance est pour nous sans égale. Nous avons nommé la médecine. Nulle science, en effet, n'exige plus impérieusement une union intime entre la synthèse et l'analyse, un lien direct entre la théorie et le fait expérimental. Les autres sciences, à défaut de doctrine, nous présentent, au moins, un grand nombre de faits incontestables. La situation de la médecine est beaucoup moins avantageuse sous ce rapport, car personne n'ignore combien un fait médical est délicat par sa nature même, et difficile à constater d'une façon rigoureuse. Aussi le doute est-il partout en médecine : dans les délibérations des académies, dans les travaux remarquables des maîtres de l'art, dans le jugement qu'on porte sur toutes les théories, dans l'appréciation même du fait le plus vulgaire ou le plus obscur. L'affirmation ne se produit qu'au chevet du lit des malades, auxquels il faut bien offrir autre chose que le scepticisme.

Faut-il se résigner et accepter le doute comme le dernier mot de la médecine? Nous ne le croyons pas. Déjà quelques symptômes de réaction se manifestent; déjà quelques novateurs prêchent non-seulement l'amour de l'art, mais aussi la foi dans l'art. Il nous a été donné d'entendre ces accents, méconnus encore, de l'espérance et de la foi scientifiques, et nous avons été amené à cette conviction première : que l'union intime de la théorie et de l'expérience était une condition essentielle pour l'édification d'une doctrine viable en médecine. Nous nous sommes convaincu aussi qu'une philosophie rationnelle devait prendre sa source dans les vérités premières et incontestées qui sont aujourd'hui le patrimoine de l'humanité. Tous les faits que l'expérience révèle doivent être examinés au point de vue de ces lois générales. Alors ils se trouveront tout naturellement unis par un lien synthétique, et leur analogie devenant apparente nous confirmera l'identité des lois qui les régissent.

Ce double principe de l'identité des lois premières et de l'analogie phénoménale nous paraît être le seul d'où puisse découler dans l'avenir une véritable philosophie de la médecine. Nous voulons, autant que le permettra la faiblesse de nos lumières, indiquer dans cette voie quelques points essentiels qui pourront servir d'introduction à un travail plus complet. L'analyse d'un article publié au commencement de cette année, dans *l'Art médical*, par M. J. P. Tessier, nous fournira l'occasion d'exposer nos idées ; car le savant docteur, en recherchant la cause de la maladie, se place précisément au point de vue des causes premières dont nous préconisons l'examen ; et cette attitude qu'il a prise nous permettra d'indiquer le lien qui, dans notre opinion, rattache l'ordre phénoménal aux lois générales.

Le sujet si grave de l'article en question : la maladie — le nom si important et si recommandable, à tous égards, dont il est signé, ne pouvaient manquer de solliciter au plus haut degré notre attention et d'éveiller d'avides espérances que nous avions hâte de satisfaire.

Une première lecture fit éclore en nous un profond sentiment d'admiration pour le talent, l'érudition, la sanité de vues, l'élévation de principes de M. le docteur Tessier. Nous voudrions n'avoir pas d'autre sentiment à exprimer; notre tâche eût été plus facile, et nous aurions été heureux de voir des idées qui nous sont chères s'abriter et grandir sous l'égide d'un nom aussi connu dans la science qu'estimé dans le monde. Mais, il nous faut aussi l'avouer, cette première lecture nous laissa plus froid quant aux résultats scientifiques et pratiques à tirer de la doctrine exposée. Elle fit naître en nous le désir de pénétrer plus avant dans le cœur de cette doctrine, pour nous assurer que nous l'avions bien comprise, pour nous rendre compte de ces lacunes qui nous apparaissaient dans le point de départ, les déductions et les résultats. Dans ce but, nous nous prîmes à relire la dissertation que nous avions entre les mains.

C'est à l'issue de cette seconde lecture que nous prenons la plume, pour dire de quel développement nous paraît susceptible la thèse que nous examinons, et quel sens nous attribuons à certaines expressions dont l'auteur s'est servi sans les avoir rigoureusement définies. Il nous sera loisible, par là même, d'exposer une doctrine sinon identique, du moins jusqu'à un certain point parallèle à celle que nous analyserons.

Nous voudrions pouvoir dire que nous nous bornerons à reprendre l'œuvre de M. le docteur Tessier pour lui donner, dans le principe et les conséquences, le développement dont elle nous paraît susceptible, en nous étayant des prémisses mêmes posées par l'auteur. On comprendra que nous hésitions à formuler ainsi nos prétentions, car nous ignorons dans quelle mesure M. J. P. Tessier consentirait à accepter la solidarité des idées que nous allons émettre.

Toute dissertation, toute investigation sérieuse suppose un point de départ, un problème à résoudre ; en second lieu, un exposé doctrinal sur l'essence même du problème, sur le sujet de la question soulevée, et enfin une conclusion, un résultat théorique ou pratique. Le problème soulevé dans l'article de M. J. P. Tessier a pour objet la définition exacte de l'état morbide en rapport avec sa cause première, avec sa manifestation dans l'homme, et son but final.

M. Tessier commence, tout d'abord, par dénier à la maladie, sujet de son étude, le nom même dont elle se pare, et sous lequel elle est parvenue à se

constituer une individualité, grâce à l'inconséquence
des savants et à l'ignorance des profanes. Il fait observer que le bon sens même du vulgaire corrige
cette défectuosité du langage scientifique, en se
servant de ces expressions familières : J'ai mal à la
tête, à l'estomac, je suis malade. Il établit que
l'homme étant un tout complet dans lequel se réa-
lise l'union intime de l'âme et du corps, aucune
cause interne ou externe, passée ou présente, ne
saurait l'atteindre dans une de ses parties prise iso-
lément. L'homme étant un tout complet, composé
mixte dont l'individualité a pour condition essentielle l'harmonie des parties qui la composent,
toute cause déterminante de perturbation, quelle
que soit sa nature, atteint, non pas telle ou telle
partie du composé, mais l'harmonie même qui est
la condition de son existence. « Le composé vivant
est malade. » Nous adoptons avec empressement
cette excellente définition de l'homme, composé
mixte, composé vivant. Nous l'adoptons avec sa
conséquence immédiate, si judicieusement déduite,
que c'est le composé vivant qui est atteint, qui est
malade.

Au lieu de se demander d'où vient la maladie,
M. Tessier se demande comment et pourquoi le
composé vivant arrive à être malade. Dans notre
opinion, cela s'appelle substituer une question bien
posée à une question mal posée, et les recherches

consciencieuses en deviennent d'autant plus faciles.

Nous suivrions immédiatement M. Tessier dans la voie qu'il prend pour arriver à la solution de cette question si bien posée, si nous n'étions arrêté tout d'abord par une définition de l'unité morbide qui lui sert de point de départ. Selon le savant docteur, la maladie est une disposition contre nature du composé vivant. Il nous est impossible d'adhérer sans réserve à cette définition, malgré la crainte où nous sommes de mal réussir à en formuler une meilleure. Disons, néanmoins, les motifs de nos scrupules, et indiquons un mode de définition auquel de plus habiles que nous donneront une forme satisfaisante à tous égards.

M. Tessier, en motivant une à une les expressions dont il s'est servi, dit que la maladie est une disposition parce qu'elle n'est pas la substance même, mais seulement un mode accidentel de l'homme. Cette expression ainsi développée nous paraît insuffisante; elle nous apprend ce que la disposition n'est pas, mais elle nous laisse dans le vague sur ce qu'elle est. Voyons comment elle sera complétée par ces mots : contre nature, qui expriment que l'état naturel de l'homme, c'est l'harmonie de ses parties : la santé.

Nous ne comprenons guère comment il peut se produire, dans l'ordre naturel, un seul phénomène contre nature, si surtout, d'accord comme nous le sommes avec la scolastique et avec M. Tessier, nous n'attribuons pas au mal une existence substantielle, une cause efficiente. Observons, de plus, que cette expression : *contre nature*, nous apprend, encore une fois, ce que la maladie n'est pas, et nous laisse ignorer ce qu'elle est. Le complément n'a point comblé la lacune qui nous avait frappé dans la première expression. Il crée une difficulté de plus, et ne laisse intacts que ces mots : *du composé vivant*, auxquels nous donnons toute notre adhésion, mais qui, à eux seuls, ne constituent pas une définition de la maladie. Le côté défectueux de son ingénieuse définition ne pouvait échapper à l'esprit judicieux de M. Tessier; aussi s'empresse-t-il de nous dire que la nature même de la disposition morbide est inconnue; que cette question dépasse les limites de l'intelligence humaine, qu'elle est oiseuse, par conséquent; et, plus loin, que la manière de connaître de l'homme ne permettant que la vue des rapports, la voie des définitions, la maladie est définie d'une manière satisfaisante par son support : *le composé vivant*, et que cette définition est régulière parce qu'elle a été obtenue par genre prochain et par différence prochaine.

Nous ne croyons pas qu'il soit interdit à l'intelligence humaine de pénétrer plus avant dans la nature de la disposition morbide, ni de mieux l'expliquer. Nous ne croyons pas non plus devoir nous

incliner en silence devant une définition qui nous
paraît insuffisante, par ce seul motif qu'elle a été
obtenue par genre prochain et par différence prochaine. N'étant point satisfait du résultat obtenu,
nous nous sentons porté à aller plus loin, et à rechercher encore un genre plus prochain et une
différence plus prochaine.

Nous attribuons à deux causes principales l'in-
certitude dans laquelle nous laisse la formule de
M. Tessier. Nous regrettons, d'abord, que le savant docteur qui se proposait de définir la maladie
par son support *le composé vivant*, n'ait pas jugé à
propos d'aborder hardiment, de définir d'une façon
rigoureuse et complète ce support, ce composé vivant. Il nous semble que par là il eût singulièrement allégé et facilité sa tâche, et que l'homme
malade serait sorti, sans difficulté, d'une étude
sérieuse de l'homme typique, de l'homme normal,
selon l'expression la plus usitée. Nous croyons, en
second lieu, qu'en formulant sa définition, M. Tessier était et devait être sans cesse préoccupé de la
question de causalité que ses sentiments chrétiens
lui faisaient rapporter au dogme de la chute originelle ; nous croyons qu'ayant hâte d'arriver à ce
but électif, il a trop légèrement traité l'hérédité et
les causes instrumentales qu'il rencontrait sur son
chemin ; et que, heureux enfin d'être arrivé par
une habile dialectique au terme qu'il s'était pro-

posé, il a négligé de se rendre compte de cette cause première qu'il attribue à l'état morbide, et de la bien définir. S'il l'avait résolûment abordée, elle lui aurait livré plus d'un secret fécond en conséquences. Mais il a reculé devant cette étude comme devant celle du composé vivant; et comment nous étonner, dès lors, du vide que nous laisse une définition d'un état morbide dont ni le support ni la cause éloignée n'ont été franchement abordés ni définis?

L'examen du composé vivant, de l'homme, nous sollicitera, tout d'abord, à prendre pour point de départ son origine même. Que nous apprennent, à cet égard, la tradition et les croyances générales de l'humanité? Dieu créa l'homme à son image, n'ayant, dans toutes ses créations, comme vous le dites vous-même, d'autre objet que la manifestation de ses qualités parfaites, que sa gloire.

Dieu créa l'homme pour sa gloire; Dieu créa l'homme à son image. Il le créa donc un et triple à la fois, et il manifesta, dans l'homme, sa trinité suprême, en lui donnant une âme et un corps capables de s'unir intimement au moyen d'un élément intermédiaire procédant également de l'âme et du corps, et ne faisant qu'un avec eux, tant que l'individualité humaine demeure constituée.

Vous qui nous accordez sans peine l'union de l'âme et du corps, accordez aussi un mode à cette union; accordez un agent susceptible de réaliser ce mode : accordez-nous que l'esprit, que le souffle s'empare de la substance la plus éthérée de la matière, pour s'unir à elle ou plutôt pour l'unir à lui; et que, en cet état pour ainsi dire mixte et de fusion aussi complète que possible entre ces deux éléments diamétralement opposés — esprit et matière, — il se produit un agent intermédiaire destiné à servir leurs évolutions solidaires, et apte à ce but [1].

Plusieurs noms ont déjà été donnés à cet agent : mouvement, force, force vitale, fluide vital. De plus savants que nous l'ont appelé fluide électro-nerveux, ou simplement agent intermédiaire. Nous nous rallierons à cette dernière expression comme d'une définition moins absolue, et, partant, plus en rapport avec l'infériorité de nos connaissances à cet égard. Cependant nous serions tenté de l'appeler fluide psycho-électrique, cette expression rendant bien notre pensée, et présentant l'avantage d'écarter l'idée peut-être trop asservissante de nervosité; car le système nerveux, qui est le support le plus ordinaire, le conducteur tout matériel du fluide psycho-électrique, n'est peut-être pas indispensable

---

[1] Voir pour la trinité de nature du composé vivant, l'*Introduction à la science médicale*, par le docteur Hilarion Huguet. Paris, J. B. Baillière, rue Hautefeuille, 19, et chez l'auteur, rue de Luxembourg, 46.

à certaines évolutions dont ce fluide est susceptible. L'existence de cet agent intermédiaire une fois admise, quelle sera sa destinée, son jeu, son fonctionnement entre les deux extrêmes qu'il est appelé à unir, à servir? D'abord, il est manifeste que sa nature mixte le rend également impressionnable aux deux pôles opposés du composé vivant : esprit et matière, âme et corps. Cette impressionnabilité sera variable dans ses proportions, selon l'intensité d'action des éléments provocateurs, peut-être aussi selon la nature intime du fluide, variable et sérié dans sa combinaison mixte. Cette dernière assertion est hypothétique; nous croyons à sa probabilité, nous ne pouvons la démontrer. Quoi qu'il en soit, efforçons-nous de surprendre à l'œuvre l'agent intermédiaire, et de lui dérober le secret de son fonctionnement. Également impressionnable, comme nous l'avons dit, à l'initiative de l'âme et du corps, s'étayant du support purement matériel des conducteurs nerveux, il transmettra au corps les ordres de l'âme, dont il lui fera exécuter les volontés, et rapportera à celle-ci les révélations, les impressions, les influences du monde extérieur sur le corps et sur les sens. Mais il est des régions importantes du corps humain où les ordres s'exécutent sans avoir été volontairement ou sciemment donnés. Leur exécution, non plus, n'est qu'imparfaitement ou nullement constatée. Certaines impressions reçues sont si vaguement transmises, que l'utilité de leur transmission n'apparaît pas. Il est, de plus, un certain nombre de phénomènes mixtes où l'action volontaire et l'action involontaire sont tenues de se produire simultanément pour concourir au résultat voulu par la nature. Ici, se présente à nous, tout naturellement, le double problème de la vie de relation et de la vie végétative, et aussi un troisième ordre de faits que nous venons de pressentir, et dans lesquels la vie de relation et la vie végétative semblent sinon se confondre, du moins se côtoyer de bien près.

Comment expliquer, en effet, que l'agent intermédiaire qui remplit si scrupuleusement son office dans tout ce qui a rapport à la vie de relation, semble agir différemment pour ce qui touche à la vie végétative? Dans le premier cas, il transmet avec exactitude aux membres les ordres de l'âme, apprend à celle-ci l'exécution de ces ordres, et lui rapporte encore les impressions des sens. Dans le second cas, il fait exécuter des ordres qui n'ont pas été donnés, ou que l'âme, du moins, n'a pas conscience d'avoir donnés. Les ordres accomplis, il ne fait point part à l'âme de leur exécution, ou du moins l'âme n'a pas conscience d'en avoir été informée. Il commande et dirige, par exemple, le travail intestinal; il préside à la formation du chyle et à sa translation à des endroits déterminés; et

l'âme ne sait pas qu'elle l'a ordonné. Elle ignore
que du chyle ait été produit, de quelle qualité, en
quelle quantité, et vers quel but il a été dirigé.
Comment expliquer cette ignorance de l'âme et cette
étrange allure de l'agent intermédiaire? L'analogie
va nous abréger le chemin des déductions raison-
nées et rendra toute notre pensée par une seule
image.

Représentez-vous le chef d'une grande manufac-
ture, qui aurait immédiatement sous ses ordres un
gérant principal, un premier agent intermédiaire
pour l'aider dans sa gestion difficile. Le chef don-
nerait à son agent tous ses ordres pour les relations
extérieures de la fabrique : envoi des produits sur
les différents points du globe, moyens de transport,
ventes, échanges, payements, recettes, correspon-
dances. L'agent principal serait tenu, à son tour,
de communiquer à son chef tout ce qui aura trait à
ces mêmes relations extérieures, afin de recevoir
de lui des ordres nouveaux. De cette manière, tout
ce qui a directement rapport au commerce extérieur
sera gouverné par le propriétaire lui-même, et sous
sa responsabilité, le principal agent intermédiaire
demeurant passif. Mais il n'en est pas de même
quant au régime intérieur de la fabrique. Le propriétaire, absorbé par les relations extérieures, en
a complétement abandonné la direction à son principal agent intermédiaire, qui est aussi un contre-

maître expérimenté. Là, tout est prévu, tout est
réglé d'avance : production, consommation, en-
tretien, réparation. L'agent intermédiaire est de-
venu chef à son tour. Il ne reçoit pas d'ordres, il
ne fait pas de rapports. Tout est prévu, tout est réglé, sauf les accidents, les catastrophes. — Mais
qu'il arrive un accident à l'intérieur de la fabrique,
l'agent intermédiaire en est impressionné. Appelé
par son chef pour un travail extérieur, il ne l'exécute plus avec la même lucidité. Il pourra également lui rendre un compte inexact des nouvelles
apportées par le dernier courrier, — mais aussi il
peut arriver que le chef de fabrique se livre à des
spéculations hasardées; que le résultat en soit dé-
sastreux; que voulant y parer, il appelle à tout
moment son agent principal; qu'il le surcharge
d'ordres contradictoires, et lui communique, en un
mot, le trouble auquel il est en proie. Qu'arrivera-
t-il alors à l'intérieur de la fabrique? L'agent principal, le contre-maître expérimenté, fatalement impressionné, ne dirigera plus les travaux avec le
même sang-froid, la même ponctualité, et le désordre se sera mis dans les fonctions intérieures de
l'établissement.

J'aurai complété le tableau si j'ajoute qu'il est
cependant des points, dans le régime intérieur de
la fabrique, qui sont si étroitement liés avec certaines relations extérieures, que l'agent intermé-

diaire devra toujours les communiquer laconique-
ment à son chef, et que celui-ci donnera toujours
et promptement des ordres déjà prévus pour cette
série de faits.

Ainsi se trouve exposée toute notre doctrine : le
propriétaire, c'est l'âme; la fabrique, c'est le
corps; le commerce extérieur, c'est la vie de relation; le régime intérieur de la fabrique, c'est la vie
végétative; le commis principal, servant d'intermédiaire passif pour le commerce extérieur et gouvernant sous sa propre responsabilité le régime intérieur, c'est le fluide psycho-électrique servant
d'agent passif pour la vie de relation, et gouvernant
par lui-même la vie végétative comme une seconde
âme d'un ordre inférieur, ayant reçu délégation
dans un but défini.

Si l'on a bien voulu prêter quelque attention à la
comparaison que nous venons de faire, et aux ana-
logies que nous en avons tirées, on se rendra faci-
lement compte de notre manière de voir sur les influences réciproques de l'âme et du corps, et sur le
rôle que nous attribuons à l'agent intermédiaire. On
verra aussi sans peine, que l'analogie peut être
poussée plus loin, et devenir féconde encore en
déductions secondaires sur lesquelles nous n'avons
pas jugé à propos de nous étendre [1].

---

[1] Nous ne pouvons, dans les limites restreintes de ce travail,
développer toutes les conséquences qui résultent, pour la patho-

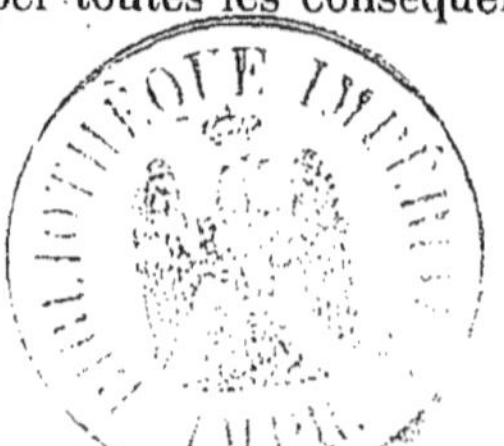

Si, pour simplifier et abréger autant que possible notre exposé, nous avons dès le principe fait sortir l'homme des mains de Dieu, avec sa trinité de nature, image de son Créateur, nous avons, d'autre part, dépeint le composé vivant — l'homme, — non d'après une conception abstraite et préconçue, mais dans son état actuel, tel qu'il tombe sous le sens de nos investigations, tel enfin que nous le livre l'ensemble des études dont il a été l'objet. La théologie et la philosophie nous ont révélé son âme. La

logie, de notre manière de voir. Cependant, en esquissant le rôle de l'agent intermédiaire, nous touchons à un ordre de phénomènes si important qu'il nous est impossible de ne pas les indiquer en quelques mots :

Qu'un désordre se produise dans une région particulière de la fabrique ; par exemple, que dans un atelier de triage des matières premières, les ouvriers n'accomplissent pas leur besogne en temps opportun, l'agent principal s'y portera, sans aucun doute, de sa personne pour parer au désordre, et ne quittera l'atelier qu'après avoir tout ramené à l'état normal. Mais si cette œuvre réparatrice exige un temps si long qu'il ne puisse le donner sans crainte de voir le désordre se mettre, en son absence, dans d'autres travaux non moins importants, que fera-t-il? Il multipliera ses visites, qu'il fera de courte durée, en les distançant à des intervalles qui lui permettent de ne négliger aucune des parties du service. Telle est pour nous l'origine presque exclusive de tous les phénomènes de périodicité ou d'intermittence, et particulièrement des états fiévreux qui, latents ou apparents, suivent ou accompagnent tous les états morbides. L'étude et l'instinct scientifiques ont rapproché de cette vérité plusieurs savants ; mais elle ne leur est apparue que d'une façon incomplète et inconsciente qui ne leur a pas permis d'établir une doctrine satisfaisante des états fiévreux. Voir, par exemple, *De la fièvre typhoïde et du typhoïdisme,* par le Dr Cayol.

physique, la chimie, la physiologie, ont étudié son corps. Enfin le magnétisme, science mixte et récemment ressuscitée, s'est adressé à l'agent intermédiaire, et a divulgué, avec plus ou moins de sagacité, les secrets de ses allures. Confiant dans le faisceau de ces sciences fondamentales, nous croyons que l'on peut aujourd'hui, en s'appuyant sur elles, indiquer les bases d'une anthropologie sérieuse.

Quoi qu'il en soit, nous avons décrit le composé vivant tel qu'il est, affectable et affecté par des causes diverses, et non point un composé vivant typique, normal, d'une harmonie inaltérée et inaltérable. D'où vient donc l'écart entre le type normal et le type actuel? D'où vient donc la déviation, la possibilité des perturbations subséquentes? Ici, nous nous retrouvons en face de la question de causalité, et, par conséquent, des idées de M. Tessier sur la cause première de la disposition morbide. Disons-le tout d'abord, ce qui nous paraît un motif de confusion dans cet ordre de recherches, c'est, en premier lieu, précisément ce type normal d'où partent la plupart de ses raisonnements, et auquel ils viennent aboutir. Ce type normal, nous ne l'admettons pas tel qu'il semble le concevoir; nous ne l'admettons pas rigide par sa nature, inflexible et absolu dans l'harmonie de ses parties; nous ne l'admettons pas, et nous allons dire pourquoi.

La spéculation nous conduit à affirmer qu'il n'est qu'un seul type auquel on puisse attribuer l'harmonie parfaite et absolue, type primordial, type des types, créateur, Dieu. La créature ne saurait revendiquer un pareil héritage, et cet attribut serait vraiment contre nature. L'être créé essentiellement relatif, destiné à vivre de relation et dans la relativité, doit nécessairement être doué d'une qualité qui se ressente à la fois de son origine, et se prête en même temps aux évolutions de sa nature mixte, et à la variabilité des milieux et des rapports auxquels il est destiné. L'expérience et l'observation nous apprennent que les organismes et la matière elle-même, aussi peu organisée que nous puissions la saisir, se débattent entre des maximum et des minimum de tension, symptôme incontestable du mouvement initial qui lui a été imprimé et lui permet de graviter vers différents états de supériorité, dont la hiérarchie constitue pour elle le mieux et le moins bien. Les états, les phénomènes qui appartiennent à l'ordre physique, se produisent tous entre des maximum et des minimum de possibilité. L'ensemble des lignes parallèles de réalisation comprises entre ces deux extrêmes de possibilité, constituera pour nous l'état normal, tandis que la ligne moyenne n'aura, pour nous, qu'une valeur abstraite; car, en réalité, elle est la seule qui ne soit pas destinée à être suivie, son importance réelle n'existant qu'au point de départ, et comme caractère essentiel de la liberté de mouvement dans un sens ou dans l'autre. Nous reconnaissons, néanmoins, qu'un motif est nécessaire pour expliquer l'inclinaison de l'organisme vers un état moins favorable, quand il lui était loisible de se diriger vers un état plus favorable. Écartant donc, pour le moment, l'hérédité et les causes instrumentales qui ne font, malgré leur importance, que reculer la question, nous aborderons directement, avec M. Tessier, la cause première, la cause morale, la chute. Mais de même que, dans l'étude du composé vivant, nous avons été obligé d'aller plus loin que le savant docteur, de même, en nous reportant vers la chute originelle, nous sommes obligé de la dépasser pour nous reporter à sa cause, le libre arbitre. La chute n'est en elle-même qu'un fait; le libre arbitre est en lui-même une cause.

Voyons quel enseignement nous révélera l'examen de cette cause première. L'homme appelé à choisir entre les voies que comportait sa nature, depuis le mieux qui est le bien jusqu'au moins bien qui est le mal, devait être essentiellement libre pour que son choix fût plus méritoire. Cette liberté implique la possibilité du mal; mais elle n'implique nullement une prédisposition au mal, et l'organisme humain solidaire de l'âme se trouvera aussi édifié avec la possibilité de la maladie, sans que cette

idée implique une disposition définie à l'état morbide. Le libre arbitre sera donc pour nous une
sorte d'élasticité de volonté accordée à l'homme
moral. Cette expression d'élasticité empruntée à
l'ordre physique nous rappelle la communauté
d'origine et l'identité des lois qui régissent le monde
matériel et le monde spirituel. Elle nous permet
aussi de descendre et de remonter de l'un à l'autre,
en les embrassant tous deux dans une même méthode d'observation. L'élasticité accordée à la matière variable dans les différentes phases de sa sé-
riation, de son groupement et de son organisation,
sera à son tour une sorte de libre arbitre physique
qui lui permettra de graviter, dans ses évolutions
multiples, vers des sériations, des groupements,
des organisations de plus en plus parfaites, qui ser-
viront de support à des états parallèles d'élévation
dans le monde moral [1]. Le libre arbitre est donc

---

[1] Voir pour les lois du mouvement sériel : *la Chimie nouvelle*,
par Louis Lucas. Paris, Savy, rue Bonaparte, 20. Les idées que
l'éminent auteur émet dans cet ouvrage nous paraissent destinées
à servir de base à tout progrès futur dans la science. Mais elles
sont encore peu connues, et nous craignons bien que la postérité
seule rende à M. L. Lucas l'éclatant hommage que les contemporains
devraient à son génie. M. L. Lucas a publié, en outre, *l'Acoustique nouvelle*, et tout récemment *la Médecine nouvelle*. Nous
n'avons pu lire encore ce dernier ouvrage ; mais persuadé comme
nous le sommes qu'il contient des idées d'une importance extrême, nous ne doutons pas d'y trouver l'occasion d'un travail
ultérieur destiné à les faire connaître au public.

l'élasticité psychique accordée à l'homme de s'avancer vers le mieux, ce qui est le bien, ou de reculer vers le moins bien, ce qui est le mal. L'élasticité, le jeu de la matière, cette sorte de libre arbitre physique dont elle est douée, lui a permis, dans l'homme organisé, de se diriger vers un état supérieur d'harmonie, ce qui est la santé, et aussi de s'en écarter, ce qui est la maladie. Ces deux opérations opposées sont nécessairement solidaires dans l'homme, composé mixte d'esprit et de matière, et donnent naissance à la multiplicité des accidents infiniment variables que le prêtre et le médecin, séparés ou réunis dans la même personne, sont appelés à reconnaître, à prévenir et à réparer. Nous avons dit qu'elles donnent naissance à ces divers accidents; nous aurions dû dire seulement qu'elles les rendent possibles; car, à notre avis, l'intervention d'une cause instrumentale quelconque est indispensable pour déterminer l'état morbide. Certains phénomènes afférents aux milieux ont rencontré, pour ainsi dire, l'organisme humain incliné à différents degrés, par un acte libre de volonté initiale, vers les dernières limites de tension dont il est susceptible, et sont devenus des causes instrumentales. Simultanément, l'homme, dans sa liberté d'action, a influencé les milieux, et ses actes sont devenus à leur tour, pour les milieux, des causes instrumentales de perturbation relative, et susceptibles d'incliner ces milieux vers les dernières limites de tension qui leur sont permises.

Mais nous nous serions mal expliqué si l'on pouvait conclure des lignes qui précèdent que nous n'attribuons la dénomination de cause instrumentale qu'à des actions de milieu, qu'à des causes physiques. Dans la situation que l'homme s'était faite par l'acte décisif de son libre arbitre, la chute, il entrait dans une voie de moins grande harmonie avec les milieux dans lesquels il était destiné à vivre, et leur permettait ainsi de devenir des causes perturbatrices pour son organisme. Cette phase est caractérisée par le bannissement de l'Éden. Mais il y a autre chose à considérer, et il faut dire aussi que l'âme humaine ayant fait acte de libre arbitre dans les voies du moins bien, l'harmonie de ses facultés est devenue moins parfaite, et ses facultés elles-mêmes ont pu devenir des causes de perturbation, soit pour l'organisme proprement dit du composé vivant, soit pour l'agent intermédiaire. Nous ne pouvons mieux préciser notre manière de voir à cet égard qu'en donnant un exemple de maladie caractérisée, de lésion organique qui, pour se produire et s'expliquer, n'a besoin ni de disposition définie préalable dans l'organisme humain ni de cause externe instrumentale. Un simple acte de volonté soutenue, prenant sa source dans une conception morale quelconque, permettra au faquir indien de dresser son bras perpendiculairement au-dessus de son épaule, et de le maintenir dans cette position anormale pendant trente années et plus.

Que se passera-t-il et comment s'est produit l'état morbide? L'appareil de circulation établi et disposé pour les mouvements du membre, en vue de situations et d'efforts variables, mais de courte durée, se trouve atteint et gêné par la situation forcée que le faquir impose à son bras. La contraction des muscles comprimera les vaisseaux sanguins; la circulation deviendra plus lente, les pulsations du cœur ne parviendront plus à faire pénétrer dans le membre la quantité de sang qu'elle lui fournissait précédemment; l'électrisation, le mouvement seront moindres, et ces effets seront d'autant plus prompts et plus considérables qu'ils s'adresseront à des appareils inférieurs dans l'ordre du mouvement, à la circulation lymphatique, aux vaisseaux blancs porteurs d'un liquide plus paresseux, nourricier des os et des cartilages, placé aux dernières limites de la liquidité, prêt à se transformer en cartilages et en os par une sédimentation abondante. Qu'arrivera-t-il, par exemple, dans l'articulation de l'épaule quand, par les causes que nous avons dites plus haut, la circulation des vaisseaux blancs s'y trouvera de plus en plus ralentie? Le liquide qu'ils contiennent déposera ses parties solides sur les parois intérieures des vaisseaux, n'ayant plus un mouve-

ment assez prompt pour les porter aux os et aux cartilages auxquels elles étaient destinées. Il s'établira
vers les orifices des amas d'une poussière humide
encore, comme il s'établit des delta à l'embouchure
des fleuves au moment où la pression de l'Océan,
ralentissant leur cours, les force d'abandonner les
matières que jusque-là ils avaient tenues en suspens
et charriées de loin, grâce à leur élan rapide. Ces
ensablements, ces obstructions ne feront que s'ac-
croître de jour en jour jusqu'à produire enfin l'obli-
tération complète, tandis que dans la dernière
période de cette phase, les parties liquides restées
en plus de la sédimentation se seront épuisées en
efforts impuissants pour communiquer leur mouvement aux matières solides qu'elles avaient été obli-
gées d'abandonner, et les amener à bon port. Ces
vaines tentatives priveront encore l'articulation de
la liqueur synoviale destinée à en faciliter le jeu, et
précipiteront le desséchement des tendons. Quand
enfin les vaisseaux seront complétement oblitérés,
il est manifeste que le jeu de l'articulation sera déjà
entravé par la rugosité de ses surfaces privées de la
liqueur synoviale. Les tendons seront en voie d'os-
sification, et quand les matières obstruantes des
vaisseaux lymphatiques se seront durcies à leur
tour, l'ankylose irrémissible se sera produite. Voici
donc une lésion organique parfaitement caractérisée, sans qu'il soit besoin de lui attribuer une

cause externe ou une disposition définie préalable. Elle s'explique d'une part par un simple acte de volonté, et de l'autre par la disposition même de l'organe, en vue d'un fonctionnement normal.

Prenons un autre exemple où la cause immédiate résidera exclusivement dans la faculté morale du sentiment, où la volonté n'interviendra pas, où l'organisme lui-même ne sera pas directement affecté, où tout se passera entre l'âme sensible et l'agent intermédiaire impressionné. Nous affirmons que non-seulement l'état morbide peut se produire dans ces conditions, mais aussi sa conséquence dernière, la mort, la dissolution du composé vivant. Qui ne connaît, en effet, qu'un excès subit de joie ou de douleur peut foudroyer l'homme presque instantanément? Ce fait est rare, mais il est avéré. Il est rare, car il ne peut s'accomplir que dans des circonstances tout exceptionnelles. Il faut que les touches extrêmes du clavier sensitif de l'âme humaine, joie et douleur, soient affectées d'une façon exclusive presque absolue. Ce point accordé, comment expliquer néanmoins la mort, résultat suprême auquel il peut aboutir? Comment expliquer que des causes diamétralement opposées dans l'ordre sensitif, la joie et la douleur, deviennent complétement identiques par leur conséquence dernière : la dissolution du composé mixte? Quel révélateur choisir pour nous initier aux états de l'âme qui correspondent à ces impressions opposées de joie et de douleur? Nous n'en voulons d'autre que le bon sens instinctif des masses se révélant par le langage familier. Ce guide est souvent plus judicieux, mieux inspiré qu'on ne pourrait le croire. *Il est expansif dans sa joie, il est concentré dans sa douleur* : telles sont les expressions au moyen desquelles le bon sens instinctif nous dépeint les états de l'âme qui se rapportent à la joie et à la douleur. Concentration, expansion, cette donnée première facilitera singulièrement notre investigation.

Nous l'avons dit plus haut, l'agent intermédiaire essentiellement solidaire de l'âme et du corps est également impressionnable à l'initiative de ces deux pôles extrêmes du composé vivant. La joie et la douleur éprouvées par l'âme à un degré majeur, détermineront donc dans l'agent intermédiaire des états majeurs d'expansion ou de condensation. Il ne saurait en être autrement, car la nature même de l'agent intermédiaire, éthérée et mobile à l'excès, ne lui permet de se sérier, de se différencier que dans le sens de la dilatation ou dans celui de la condensation. Mais comment se fait-il que tel ou tel degré dépassé dans cette échelle sérielle du fluide psycho-électrique, soit un arrêt de mort pour le composé vivant? Invoquons, pour la solution que nous avons à cœur, les lois générales qui régissent le monde moral et le monde physique. Invoquons aussi l'analogie, dont le concours nous sera toujours d'une efficacité sans conteste. Une loi générale sur laquelle nous avons déjà appelé l'attention, nous apprend que tous les faits de la nature, essentiellement relatifs, se débattent entre des possibilités de rapports indiquées par des maximum et des minimum de mouvement et de tension. Il existe donc pour l'agent intermédiaire un maximum et un minimum de tension au delà et en deçà desquels son rapport avec le composé vivant n'est plus possible. Comme analogie, nous nous adresserons au sens de l'ouïe, aux phénomènes de l'acoustique.

Au-dessous de 16 vibrations, l'oreille ne perçoit pas encore le son; elle ne le perçoit plus au-dessus de 48,000 vibrations. En deçà et au delà de ces limites, le son n'existe plus pour l'oreille, l'oreille est morte pour lui. C'est en vertu de la même loi que, passé certaines limites de dilatation ou de condensation, le fluide psycho-électrique n'existe plus pour le composé vivant, ou tout au moins pour l'organisme humain. Or, comme l'intervention constante de l'agent intermédiaire est essentielle à l'union de l'âme et du corps, à la vie, du moment où cette intervention devient nulle, le composé vivant se trouve dissous, l'âme et le corps ne sont plus unis. Ainsi se trouve expliquée la mort subite par excès de joie ou de douleur. Saisissons l'occasion de ce cas particulier où le rôle de l'agent intermédiaire a été si considérable, pour dire quelques mots de ses évolutions habituelles et des états qu'il affecte pour l'accomplissement ordinaire de sa tâche. Nous avons vu que, par sa nature même, ces états ne peuvent s'effectuer que dans un ordre de dilatation et de condensation. Nous l'avons vu, fortement impressionné dans son ensemble par un déterminatif puissant, atteindre les limites extrêmes que lui permet sa nature. C'est donc entre ces limites qu'il oscille dans ses voies ordinaires, quasi normales. Mais on se tromperait si l'on ne voulait considérer qu'une oscillation simple entre ces deux pôles opposés de dilatation ou de condensation extrêmes. Les groupes qui avoisinent ces deux pôles et les représentent, qui desservent sans doute les fonctions supérieures de la vie intellectuelle et les fonctions inférieures de la vie végétative, ces groupes, disons-nous, sont nécessairement reliés entre eux par un groupe moyen d'un équilibre plus délicat, plus mobile encore. Cette série principale est représentée par des séries semblables dans les intervalles qui séparent les groupes majeurs dont elle se compose, et ainsi de suite jusqu'à des profondeurs qu'il ne nous est pas permis de sonder. Contentons-nous de dire, pour le moment, que ces différents groupes affectés à des tâches différentes oscillent entre des minimum et des maximum de tension, et aussi autour de certains points d'équilibre moyen, tous enveloppés dans le flux et le reflux général des groupes principaux. Ils s'enchaînent et se prêtent appui dans leur œuvre solidaire. Les groupes d'équilibre moyen essentiellement mobiles que nous avons indiqués, nous paraissent être des sortes de réservoirs d'équilibre pour les autres groupes. Nous les considérons comme des modérateurs, des coordonnateurs. Leur nature même impliquera une périodicité dans leur mouvement, et peut-être l'un d'entre eux, observé sous ce point de vue, nous révélera-t-il, dans ses alternatives de condensation, les phénomènes si mystérieux de la veille et du sommeil [1]. Rêveries, direz-vous. Rêveries, peut-être. Mais avant de nous incliner sous le poids de cette accusation compromettante, nous vous demanderons, quant à notre opinion sur la

[1] D'autres circonstances de condensations naturelles ou artificiellement provoquées donnent naissance au somnambulisme naturel ou bien au sommeil magnétique, et aux nombreux phénomènes qui caractérisent ces états particuliers. Les groupes fluidiques principaux et secondaires ont pour supports physiques les centres nerveux, tels que le cerveau, le rachis, ou bien le plexus solaire et les ganglions du grand sympathique. La variété des phénomènes qui résultent des états de dilatation ou de condensation fluidique dérive de l'intensité de ces états ou de l'importance hiérarchique du centre nerveux sur lequel le mouvement fluidique s'effectue.

Pour établir, dans cet ordre de phénomènes, un diagnostic différentiel complet, il importerait de tenir compte des divers états pathologiques qui peuvent les influencer, et, au besoin aussi, de l'action spéciale des causes externes.

mort subite par excès de joie ou de douleur, non
pas une critique toujours facile au talent et à l'érudition, mais une explication plus satisfaisante du
phénomène, une solution meilleure. Nous le savons,
on peut nous objecter, dans les deux cas que nous
venons de décrire, et particulièrement dans le dernier, que la cause instrumentale serait restée sans
effet si l'homme, par sa faute, n'était déchu de son
type normal, si, par cette raison, le type normal
ne s'était modifié de manière à présenter le caractère d'une prédisposition morbide. Nous répondrons
d'abord que cette hypothèse de prédisposition ne
nous paraît point indispensable; qu'il est tout au
moins une série très-étendue de phénomènes où
vous n'avez pas cru qu'elle fût nécessaire. L'homme,
par exemple, n'a point de prédisposition à une brû-
lure; il n'est point prédisposé à voir sa jambe em-
portée par un boulet de canon. Où commencera la
nécessité d'une prédisposition préalable pour expliquer l'état morbide? Nous répondrons, en second
lieu, que le type normal de l'homme nous est inconnu; qu'il nous sera par conséquent bien difficile de préciser le moment où la déviation qui a pu
s'opérer en lui méritera le nom de prédisposition
morbide. Et cependant l'objection subsiste. Elle
subsiste pour un nombre considérable de maladies
répandues sur la surface entière du globe; elle subsiste par l'identité de symptômes qui accompagnent

leur manifestation; elle subsiste d'une façon si péremptoire que nous sommes porté à dire qu'elle subsiste dans toute son étendue.

M. J. P. Tessier, en procédant par voie d'exclusion à la recherche d'une cause première déterminante de la prédisposition morbide, a remonté jusqu'à la chute, jusqu'à la dégradation originelle de l'espèce dans la personne du premier homme. Mais, pour M. Tessier comme pour nous, ce point de départ moral n'est qu'une cause première éloignée. En suivant les déductions du savant docteur, nous rencontrons, comme cause seconde consécutive, une perturbation du composé vivant, résultat du défaut de proportion entre les forces conservatrices de l'âme et l'organisme physique. Et enfin cette perturbation elle-même donne naissance à une prédisposition définie, cause prochaine à laquelle l'humanité tout entière est assujettie. Si l'on a bien voulu prêter quelque attention aux idées que nous avons émises sur la nature de l'âme et sur le corps humain, sur le libre arbitre et sur les allures du mouvement imprimé à la matière, on se rappellera que la voie suivie par l'homme, en raison d'un acte libre de sa volonté, ne constituait pas encore une perturbation proprement dite du composé vivant, ou que tout au moins l'intervention d'une cause instrumentale nous paraissait encore nécessaire pour donner naissance à la prédisposition morbide.

M. J. P. Tessier, dans le chemin qu'il parcourt pour joindre la cause immédiate de la prédisposition morbide , frappe aussi d'exclusion la possibilité d'une transmission par voie d'hérédité. D'abord, dit-il, le caractère propre des maladies héréditaires est d'épuiser leur action sur un petit nombre de générations. Elles tuent ou meurent dans une période dont la durée relative est peu considérable. Nous le voulons bien pour les maladies auxquelles on attribue présentement le caractère d'hérédité ; mais rien ne saurait nous convaincre que les limites de cet ordre pathologique aient été tracées avec rectitude. Nous croyons, au contraire, qu'il s'étend indéfiniment au delà de ces limites. Les maladies réputées héréditaires ne sont que des cas particuliers de l'hérédité, greffés sur des dispositions antérieures, produit de complications et de croisements nombreux qui les rendent peu viables par une sorte d'hybridité d'origine. C'est aussi ce caractère marqué qui, pour ainsi dire, les a mises en relief et leur a valu une dénomination spéciale. Mais, nous le répétons, le cercle d'hérédité est, à notre avis, bien autrement étendu, et embrasse toutes les maladies que la fréquence et l'habitude de leur apparition dans tous les temps et sous toutes les latitudes ont laissées en dehors d'une appellation spéciale quant à leur mode de transmission. M. Tessier objecte encore la différence des races, l'apparition, chez des populations vierges, de maladies qui leur étaient inconnues, et dont la marche cependant est tout à fait identique à celle qu'elles affectent chez d'autres peuples. Il ajoute, en dernier lieu, que l'importance accordée à l'hérédité n'aurait d'autre effet que de reculer la question et de reporter sur les ascendants les difficultés qu'offrent les générations présentes. Mais nous ne pouvons faire aussi bon marché de l'hérédité, car, pour nous, la disposition morbide est postérieure à une intervention plus ou moins prolongée de causes instrumentales, et sa transmission par voie d'hérédité est nécessaire pour expliquer la généralité et l'uniformité des phénomènes qu'elle présente. M. Tessier lui-même, tout en repoussant ce mode de transmission, ne fait autre chose que d'avoir recours à une hérédité suprême, puisqu'il proclame l'humanité tout entière déchue et atteinte dans la personne du premier homme. Mais alors nous ne comprenons pas bien ces distinctions de cause éloignée, de cause seconde, de cause prochaine. Il faut, en effet, que la cause morale, que la perturbation du composé vivant, que la disposition définie se soit produite dans la personne du premier homme pour que le genre humain tout entier soit entaché de disposition morbide. Dans ce cas, nous ne distinguons plus de hiérarchie dans la causalité. Les causes nous apparaissent toutes également prochaines ou également éloignées, et tout se réduit à un phénomène d'hérédité qui partirait d'Adam. Devons-nous supposer que l'enchaînement des causes s'est déroulé dans les générations qui ont suivi le premier homme? Mais alors quelle uniformité dans leur marche, quelle précision mathématique jusqu'au moment où une disposition définie s'est établie chez tous les êtres humains appartenant à une même génération! Et, à partir de ce moment, c'est encore à l'hérédité qu'il faudra avoir recours. Non, cette dernière hypothèse n'est point admissible, et néanmoins c'est précisément à une difficulté de ce genre que nous sommes conduit par notre manière de voir. En effet, la disposition morbide résultant de l'intervention nécessaire des causes instrumentales, et ces causes étant, par leur nature même, infiniment variées et variables, il apparaît que les dispositions morbides auraient dû recevoir à leur origine un caractère différentiel plus ou moins prononcé. Les diverses races humaines, complétement séparées, se seraient rencontrées avec des caractères morbides essentiellement différents, et peut-être aussi avec une impossibilité de transmission pour certaines maladies. C'est à cette difficulté que M. le docteur Tessier s'est soustrait en repoussant l'hérédité; c'est devant cette difficulté que nous nous trouvons en l'admettant.

Nous disons que l'hérédité reportée à la personne du premier homme fait disparaître l'importante hiérarchie de la causalité morbide. Prise dans les générations subséquentes, elle aurait dû donner naissance à des espèces morbides parfaitement distinctes, et cette conséquence est en contradiction flagrante avec l'état actuel de l'humanité à cet égard. Nous l'avons dit, l'usage que le premier homme a fait de son libre arbitre ne constitue pour nous, quant à la maladie, qu'une possibilité. Il faut, pour que notre doctrine soit vraie, que l'action plus ou moins prolongée de toutes les causes instrumentales possibles, morales et physiques, ait donné naissance à une variété infinie de dispositions morbides. Il faut, en outre, que ces diverses dispositions, résumées en un seul couple, aient été transmises au genre humain tout entier par voie d'hérédité. C'est précisément dans ces conditions, seules aptes à justifier notre doctrine, que les traditions sacrées ou profanes nous enseignent l'histoire de l'humanité. Un déluge universel a eu lieu. Une seule famille a été sauvée avec son chef, et toutes les races aujourd'hui existantes descendent de ce type unique et portent dans leurs flancs la fatale disposition morbide qui leur a été transmise. Donc nous pouvons dire que nous considérons la chute originelle comme cause première; la voie suivie à partir de ce moment par le composé vivant, et ses rapports nouveaux avec les milieux, comme cause seconde; et enfin, comme cause prochaine, à partir de Noé, la disposition héréditaire. Mais, à dater de ce moment, quelle a été l'influence des milieux sur cette disposition première? Quelle a été celle des traditions, des mœurs? Quelle a été celle du croisement des races, et comment les dispositions morbides se sont-elles, aussi, croisées entre elles et greffées les unes sur les autres? Quel vaste champ pour des recherches sérieuses et fécondes au moyen d'une méthode rationnelle d'analogie! Comment se sont produites, par exemple, ces dispositions particulières auxquelles la science reconnaît le caractère d'hérédité? Qui pourra dire la série d'évolutions, la succession des phénomènes de vitalité, l'intensité d'influence des milieux, la durée, en un mot, et le mode de cette sorte d'insolation nécessaire pour que l'image négative encore d'état anormal, photographiée déjà, mais dissimulée dans les limbes inférieurs de l'organisme, en surgisse à l'état positif ou sensible, réellement pathologique, de même que les images négatives des plaques photographiées ne se révèlent à l'état positif sur le papier chimiquement préparé qu'après un certain temps d'exposition à la lumière.

L'analogie, encore une fois, pourrait nous éclairer sur les allures si mystérieuses de certaines maladies héréditaires qui, par une intermittence étrange, franchissent une génération pour n'apparaître qu'à une autre. Loin de nous la pensée de pouvoir résoudre ni même éclairer quelque peu ces questions si ardues, et cependant nous regrettons presque la forme dubitative que nous venons d'employer, car, nous en sommes assuré, cette voie d'investigation que nous venons d'indiquer, suivie par des observateurs plus savants et plus dignes, leur permettra de découvrir des solutions satisfaisantes à ces problèmes aujourd'hui aussi inconnus que l'étaient certains faits afférents à l'art photographique avant la découverte de cet art et les travaux au milieu desquels il s'est développé.

Mais reprenons le fil de nos déductions un moment interrompues par cette digression. Nous sommes arrivés à reconnaître dans les causes de la maladie une hiérarchie qui paraît ne différer aucunement de celle qu'établit M. Tessier. La distinction que nous avons introduite pourrait être taxée de subtilité si nous ne faisions ressortir d'une manière plus précise les points de divergence des deux doctrines. Une cause de malentendu pourrait résulter de l'obligation où nous nous sommes trouvé d'employer des expressions déjà usitées et adoptées par l'honorable docteur. Ainsi, quand nous avons admis comme cause prochaine la disposition morbide, nous n'avons jamais voulu dire que cette disposition fût définie, excepté dans un ordre particulier que nous signalerons bientôt.

En vertu de nos théories, la prédisposition ne

peut être qu'une possibilité plus grande offerte à
l'action de tout élément perturbateur. Elle sera
comprise entre le dernier degré de latitude permis au composé vivant dans les voies inférieures
qu'il a choisies, et le moment où l'action d'une
cause quelconque surajoutée lui aura fait fran-
chir ces limites. Elle sera donc, par sa nature
même, indéfinie et insaisissable, et se sera cependant maintenue à un degré moyen d'uniformité
résultant, d'une part, du type unique dont l'humanité descend, et, de l'autre, de l'analogie, de l'intensité moyenne des causes qui l'ont influencée et
perpétuée jusqu'à ce jour. On voit l'importance
minime que nous accordons à la prédisposition, et
le rôle considérable que nous revendiquons pour
les causes instrumentales. Ces dernières se présentent à nous, tout d'abord, sous un double caractère, et nous sommes porté à distinguer les causes
internes et les causes externes. En supposant
l'homme dans un état quasi normal de santé, nous
n'admettons qu'une seule catégorie de causes internes; elle sera de l'ordre moral. Tous les éléments
constitutifs des milieux donneront naissance à la
multiplicité infinie des causes externes. Le théori-
cien sérieux ne se laissera pas arrêter par des apparences trompeuses, et comprendra qu'une cause
externe peut avoir influencé l'organisme longtemps
avant d'avoir produit un écart de l'état moyen, suf-

fisant pour être apprécié par le malade ou par le médecin, et mériter la qualification d'état morbide. Le moment où cette influence se sera produite peut être très-éloigné de celui où l'état maladif deviendra apparent et sensible. L'homme peut être atteint par une cause externe dès son enfance; l'enfant, dès le moment de sa naissance, à son premier vagissement; l'embryon même, dans les mystérieuses profondeurs de sa vie à peine ébauchée. Ici se présente à nous un troisième ordre de causes, que nous appellerons mixte, et dans lequel la cause instrumentale, externe dans le principe, deviendra interne par la nature même de son mode de transmission. Les maladies héréditaires viennent révéler cet ordre de causalité. En effet, la cause externe qui a frappé le père ou la mère devient interne pour l'enfant dont l'organisme était fatalement condamné, avant même d'avoir pu être constitué à un degré quelconque. C'est dans cette seule circonstance de l'hérédité que nous rencontrons quelque chose qui peut motiver et mériter le nom de disposition définie. Donc, en résumant notre théorie de la causalité morbide, nous nous trouvons en présence de l'homme organisé dans un état moyen dont la latitude d'évolution ne présente pas le caractère d'une disposition définie à la maladie. Des causes morales et physiques multiples agissant encore sur le composé vivant, l'ont poussé vers les dernières limites de cette latitude, et là se sont rencontrées la possibilité et l'imminence de la maladie, sous la condition d'un nouveau déterminatif quelconque. Placées en regard de cette possibilité de dégénérescence, toutes les causes qui ont pu concourir à sa réalisation dans le passé ou à son développement compliqué jusque dans le présent, seront comprises, pour nous, sous la dénomination de causes instrumentales. Ces causes seront éloignées ou prochaines, passées ou présentes, internes ou externes, et mixtes enfin dans les circonstances très-étendues de l'hérédité d'où découle la disposition morbide définie et proprement dite. Pour peu que nous suivions maintenant M. J. P. Tessier dans les opinions qu'il émet sur la cause finale de l'état morbide, nous aurons achevé et fermé le cercle de nos convictions en matière d'étiologie.

Dans cet ordre d'idées, l'honorable docteur attribue à la maladie un objet final et une cause finale. Nous ne comprenons pas bien cette distinction, et, néanmoins, nous ne pouvons résister au désir de reproduire les belles paroles qu'elle inspire à M. Tessier : « La philosophie, d'un côté, nous apprend que l'Être infini ne peut avoir, dans ses actes, qu'un but : la manifestation de ses attributs, puissance, sagesse, justice, bonté sans limites. C'est ce que l'Écriture et l'Église, toujours d'accord avec la vérité, expriment en proclamant

» que, dans toutes ses œuvres, Dieu n'a pour objet
» que sa gloire. La gloire de Dieu, tel est donc
» l'objet de la maladie. Et, pour peu que nous
» voulions y faire attention, nous reconnaîtrons
» toute la vérité de ce double enseignement; nous
» verrons éclater la gloire de Dieu dans toute l'éco-
» nomie de la maladie. Dans le malade d'abord,
» dont la patience, au milieu des douleurs, est un
» hommage éloquent à la justice de Celui qui a pro-
» noncé la sentence. Dans le dévouement de ceux
» que le devoir et la charité enchaînent au chevet
» du malade, insensibles aux attraits d'une vie
» même honorable, inaccessibles à la fatigue, aux
» dégoûts, aux dangers d'une mission habituelle-
» ment récompensée par l'ingratitude des hommes
» et par une mort hâtive; dans la résistance mer-
» veilleuse que l'organisme, créé par Dieu avec
» tant d'art, oppose à la destruction; dans la dis-
» position si indulgente qui a placé le remède à
» côté du mal; dans le médecin enfin, qui, s'il
» comprend sa mission, saura s'élever à la hauteur
» d'un mandataire de la Divinité, appelé par Dieu
» lui-même à lutter contre cette tendance à la cor-
» ruption que présente la nature humaine. »

Nous ne pouvons que rendre un éclatant hommage à ces éloquentes paroles, et reconnaître que
la gloire de Dieu éclate dans la maladie d'une façon
suprême. Dieu, dans sa toute-puissance et dans sa

bonté infinie, sait faire ressortir sa gloire des plus grandes imperfections humaines. Mais il ne les a point créées dans ce but, car il ne les a nullement créées; elles sont de l'homme, de l'homme seul. Dieu, dans son omniscience et dans sa prescience, les lui a révélées et annoncées, mais elles ne découlent pas de la source infinie de toutes les perfections.

Au sommet de la hiérarchie étiologique, M. le docteur Tessier place la mort comme cause finale de la maladie. *Morte moriemini,* dit à l'homme la parole révélée. Vous mourrez — et ce n'est point un pléonasme que cette insistance : Vous mourrez de mort; c'est-à-dire, vous mourrez, non pas de cette extinction qui est réservée à tout composé dont la durée est limitée, extinction qui seule mérite d'être appelée mort naturelle, mais de mort prématurée. Oui, la maladie vient aboutir à la mort prématurée. Mais cette expression elle-même, mise en regard de l'extinction naturelle du composé vivant, n'implique d'autre distinction que celle du temps; et c'est pourquoi nous ne saurions attribuer à la mort l'importance d'une véritable cause finale, par rapport à l'état morbide. En ce sens, il nous apparaît que la vie elle-même, supposée normale, a pour cause finale la mort. Cette identité d'un but atteint à des époques variées ne différencie pas et ne saurait différencier suffisamment l'état morbide de l'état de santé, car tous deux, en effet, ne sont que les phases diverses d'un même phénomène qui n'a point, à proprement parler, la mort pour cause finale. La mort n'est qu'un moyen, une cause finale prochaine, ou, pour nous servir d'une expression plus correcte, une cause d'avenir prochain. La destinée de l'homme ne s'achevant point ici-bas, les causes véritablement finales, et qui seules méritent ce nom, sont : la résurrection de la chair et la vie éternelle.

Sans le vouloir, nous avons rencontré au bout de notre plume, et à l'issue de nos inductions, les causes finales, les affirmations du *Credo* catholique, la résurrection de la chair et la vie éternelle ; — mais ces causes dernières ne s'appliquent pas exclusivement à l'état morbide. Nous sommes donc porté à rechercher pour cet état particulier une cause finale particulière.

La maladie est une déviation de l'état normal moyen, une perturbation, une imperfection. Le caractère propre de l'imperfection, c'est de n'avoir pas de but. Si nous ne craignions trop de ne pas satisfaire à tous les *desiderata* d'une étiologie classique, nous conclurions pour la maladie à l'absence de cause finale. Nous nous contenterons de faire remarquer qu'une déviation, qu'une imperfection doit et peut être ramenée à l'état normal, à l'état parfait. La maladie aura donc pour cause finale la santé. Cette cause glorieuse affermit notre foi dans les hautes destinées de la médecine comme science réelle. Elle justifie pleinement l'institution du médecin et l'importance que lui accorde l'Écriture : *Honora medicum etenim propter necessitatem creavit illum Altissimus.*

Telles sont les conclusions étiologiques auxquelles nous avons été amené indépendamment de toute idée préconçue. Nous le croyons sincèrement, l'idée préconçue est la plus lourde entrave que puisse se donner une méthode scientifique. Nous comprenons la joie du croyant sincère quand les résultats de ses recherches viennent s'identifier au dogme que son cœur vénère. Mais il nous semble que le parti pris d'atteindre ce but est fatal à la science. Le chrétien sûr de sa foi n'a rien à redouter des apparences hostiles que pourrait lui présenter tel ou tel enchaînement de faits scientifiques. Mais le savant préoccupé d'aboutir au dogme sera troublé dans la rectitude de ses investigations à chaque pas qu'il fera dans son travail. Il en détournera sa pensée pour la porter vers le but pieux qu'il s'est proposé, et sitôt qu'il lui paraîtra que la voie qu'il suit n'est plus dans la droite ligne de ce but, il changera de route et de méthode. Il abandonnera souvent un chemin détourné, mais qui l'aurait mené, par un enchaînement de faits logiques, à la vérité qu'il veut honorer. Il l'abandonnera, disons-nous, pour se créer une

voie plus directe, mais factice et fausse de raison-
nement, partant improductive pour le dogme et
dangereuse pour la science. Soyons de francs chrétiens dans l'affirmation de nos dogmes ; soyons aussi
de francs chercheurs dans l'ordre scientifique ; mais
n'oublions pas que nous serons longtemps encore,
toujours peut-être, des chrétiens imparfaits et des
savants imparfaits. Réjouissons-nous, si dans nos
faibles mains la science réussit à planter son jalon
sur un point abrité déjà sous l'étendard sacré de la
religion. Si, au contraire, nous obtenons des résultats dont l'apparence est en contradiction flagrante
avec nos dogmes définis par l'Église, confessons hau-
tement notre ignorance et notre impuissance scientifiques. Si ces divergences portent seulement sur des
matières libres en théologie, réservons notre opinion définitive pour des jours meilleurs où la science
sacrée et la science profane auront fait un pas de
plus vers leur dernier mot, vers leur accord parfait.

Dans l'exposé que nous venons de faire, nous
sommes parti du problème à résoudre tel que l'avait
posé M. Tessier. Nous avons compris avec lui que
l'altération morbide constituait une atteinte du composé vivant tout entier, et qu'il fallait rechercher en
lui la cause première qui avait rendu cette dégradation possible. Nous avons été amené dans cette
recherche à produire une définition plus complète
du composé vivant, et, en remontant à la cause

première de la maladie, nous avons abordé au delà de la chute les régions du libre arbitre et la loi générale de liberté relative qui gouverne le monde moral et le monde physique. Cette méthode nous a permis de conclure non-seulement avec M. Tessier que la médecine devait être chrétienne, mais aussi que la maladie avait pour cause finale la guérison, et que le chrétien qui se dévoue au soulagement de ses frères devait et pouvait être médecin. Efforçons-nous d'appuyer encore notre conclusion par quelques observations indispensables.

Le point de départ essentiel de notre doctrine, c'est notre refus motivé de reconnaître à l'homme, tant au moral qu'au physique, un type normal rigide. Toutes les fois que nous nous sommes servi de ces mots : type normal, état normal, il faut leur substituer ceux-ci : type moyen, état moyen. Nous avons affirmé pour l'homme moral, avant l'usage qu'il fit de son libre arbitre, une possibilité égale de vertu ou de vice. Nous avons affirmé pour l'homme physique, avant sa chute, une possibilité égale de santé et de maladie. La voie accordée à l'homme par la nature même ne saurait être figurée par une ligne abstraite; c'est une large zone qui aura pour limite, d'un côté, le plus haut degré de perfection, tant morale que physique, possible à l'homme; de l'autre, le plus grand abaissement où il puisse tomber. La ligne médiane indiquera depuis ce point de départ ces deux possibilités. Elle aura à sa droite la vertu et la santé; à sa gauche, le vice et la maladie. Mais dans les régions proches de cette ligne médiane insaisissable régnera un état tout relatif, qui ne peut être appelé ni santé ni maladie, qui n'est qu'une possibilité en voie de réalisation. A droite, il faudra l'intervention de la grâce pour atteindre une certaine région de vertu et de santé; à gauche, il faudra l'immixtion des causes instrumentales et de la tentation pour donner naissance à la maladie et au vice. Toutes les causes de l'état morbide sont pour nous instrumentales. Une possibilité seule préexistait à leur action. Les causes instrumentales seront donc morales et physiques, internes et externes, mixtes enfin, en tant qu'elles s'adresseront à l'agent mixte intermédiaire ou qu'elles appartiendront à l'ordre très-étendu pour nous des phénomènes de l'hérédité. Ici nous rencontrerons une véritable disposition morbide susceptible de se développer, soit dans les milieux et les conditions ordinaires, soit sous l'influence d'une cause instrumentale particulière. Qui pourra dire, en envisageant l'ensemble si compliqué de tous ces phénomènes, qui pourra préciser le moment où la cause instrumentale, morale ou physique, interne ou externe, rencontrant l'organisme humain dans les oscillations d'équilibre qui lui sont permises, déterminera une rupture d'équilibre, relative toujours, mais déjà suffisante pour caractériser une disposition ou un état morbide? C'est comme si l'on voulait déterminer le moment précis de l'éclosion d'une fleur, et celui où elle commence à se faner. On comprendra la difficulté où nous sommes de formuler une définition rigoureuse d'un état particulier aussi insaisissable à sa naissance qu'à sa fin. L'état morbide comprendra pour nous toute la série des ruptures d'équilibre dont le composé vivant est susceptible. Nous distinguons les ruptures d'équilibre des oscillations d'équilibre en ce que ces dernières découlent de la nature même du composé vivant, se produisent à proximité d'une situation d'équilibre moyen, ne constituent pas un écart anormal, et enfin n'ont pas besoin pour se produire d'être sollicitées par des causes instrumentales. Les ruptures d'équilibre auront pu se produire à un degré qui n'en permet ni la conscience ni la constatation. En cet état, elles auront pu être ramenées vers des situations d'équilibre moyen, par le complémentarisme bienfaisant des oscillations non encore atteintes, soit dans l'homme, soit dans les milieux. Dans ce cas elles échapperont complétement à nos investigations. Elles pourront aussi se développer, par leur nature propre, par une sorte de vitesse acquise, par d'autres ruptures d'équilibre qu'elles auront consécutivement produites, ou que d'autres causes instrumentales auront amenées par l'influence continue de la cause instrumentale première, ou par l'intervention d'une nouvelle cause instrumentale morale ou physique. N'oublions pas que ces différentes ruptures d'équilibre, appréciables ou non, pourront être combattues, neutralisées, ou même annulées par des causes identiques, de nature, avec celles qui leur ont donné naissance. Mais tant que l'annulation n'aura pas été effectuée, toute cette série si compliquée de phénomènes que nous venons d'indiquer constituera l'état morbide caractérisé à ses différents degrés, et comprendra aussi les nuances multiples des dispositions morbides, latentes ou apparentes, transmises par l'hérédité, ou nouvellement acquises, soit que des causes prochaines ou plus immédiates leur aient donné le jour.

Notre définition, telle que nous l'avons formulée et développée, trouvera-t-elle grâce devant une critique académique? Nous l'ignorons; mais si l'aveu motivé de notre impuissance peut servir à éclairer la route, si notre tentative timide nous conduit à pressentir les bases d'une thérapeutique rationnelle et complète, objet essentiel pour le malade, nous ne regretterons ni cet aveu ni cette tentative.

Voyons donc quelles indications thérapeutiques peuvent ressortir du composé vivant et de l'état morbide, tels que nous avons tenté de les définir.

Dans ce but, nous ferons observer que la trinité

de nature reconnue par nous au composé vivant est un point essentiel qui complète notre doctrine. Il nous faudra rappeler que dans toutes nos investigations nous avons toujours eu recours à l'analogie comme à un guide sûr et préféré. Oui, nous l'avouons, nous aimons l'analogie. Mais on peut abuser de tout, même de ce que l'on aime, surtout de ce que l'on aime! Et cependant, malgré la prudence qui nous est recommandée, nous reconnaissons à l'analogie toute l'importance d'une méthode scientifique par excellence. Pourquoi hésiterions-nous à le proclamer? Le rédacteur inspiré de la Genèse ne nous ouvre-t-il pas dès l'abord, et toutes grandes, les portes de l'analogie par cette révélation capitale : Dieu créa l'homme à son image? L'homme aussi n'a-t-il pas été de tout temps considéré comme une image en petit de l'univers? N'a-t-il pas été appelé un microcosme? Nous voici donc initiés, d'un seul trait, aux résultats suprêmes dont peut nous gratifier la méthode d'analogie [1]. Dieu révélé nous ap-

---

[1] L'importance de la méthode d'analogie nous a été révélée par M. le docteur Huguet, aux enseignements duquel nous devons les idées principales que nous avons prises pour bases de notre étude.

La manière de voir de M. le docteur Huguet nous captiva, dès l'abord, par l'enchaînement logique qui y présidait; mais nous ne lui avons accordé toute notre confiance qu'après l'avoir vue confirmée par les prévisions et les faits quotidiens d'une pratique toujours couronnée de succès. Une théorie en médecine ne peut être acceptée qu'autant que le résultat pratique se montre d'accord avec la spéculation, et vient lui prêter son éclatant appui.

prend l'homme et la nature. La nature et l'homme librement étudiés nous révèlent et nous apprennent Dieu. La création tout entière émane d'une cause unique, Dieu, comme tous les rayons d'une sphère d'un point unique, le centre. Tous les phénomènes du monde créé sont des images infiniment variées du type absolu et créateur, comme tous les points de la sphère sont des projections du centre, type initial. Demandons, sous l'égide de cette idée mère, demandons au composé vivant quels secrets pourront nous livrer ses trois éléments constitutifs : âme, corps, agent intermédiaire.

Sans entrer dans les profondeurs d'une étude psychologique, nous pouvons affirmer que l'âme se révèle à nous par trois facultés cardinales : aimer, savoir et vouloir. L'intensité de ces trois facultés est variable dans tous les individus qui composent l'espèce humaine ; par conséquent sont variables aussi les conditions qui constituent leur équilibre moyen, l'état quasi normal de l'âme. On voit que le développement ou l'abaissement extrême et inopportun de l'une de ces facultés impressionnant immédiatement l'agent intermédiaire, peut être une cause, un commencement de rupture d'équilibre, de maladie dans le composé vivant. Pour suivre une hiérarchie descendante, passons au fluide psycho-électrique. Nous avons dit plus haut quelle était la nature de l'agent intermédiaire, et comment ses allures intimes se trahissaient à notre observation par des résultats qui nous livrent leur secret. Nous avons dit comment, dans ses groupes principaux et dans ses sous-groupes, il oscillait à proximité de trois situations particulières : équilibre de dilatation majeure, équilibre de condensation majeure, équilibre moyen. Nous pouvons appeler ces trois situations les modes cardinaux de l'agent intermédiaire. Une certaine proportion entre ces trois modes constituera l'état moyen quasi normal de l'agent intermédiaire. Il va sans dire qu'il jouit dans ce sens, par sa nature même, d'une latitude très-considérable d'oscillation, et que les limites dans lesquelles il peut se mouvoir nous échappent. Nous pouvons nous en faire une idée incomplète par certains faits afférents au magnétisme, tels, par exemple, que la vue à distance, etc. Nous ne pouvons entrer dans l'exposé de cette science nouvelle encore et si incomplète; mais il nous est impossible de nier son importance au point de vue de la médecine et de l'agent intermédiaire qu'elle a principalement pour objet d'étudier dans ses modalités fonctionnelles et thérapeutiques.

Contentons-nous pour le moment de répéter que l'état quasi normal du fluide psycho-électrique se constitue par un certain degré d'équilibre entre ses trois modes cardinaux. Comme cet agent est également impressionnable à l'âme et au corps, la rupture d'équilibre pourra se produire en lui par ces deux initiatives opposées. L'état de l'âme pourra commander des dilatations ou des condensations extrêmes qui provoqueront la rupture d'équilibre. Il en sera de même de la part du corps qui fournit à l'agent intermédiaire sa substance matérielle et agit sur lui en vertu de lois physiques. Mais il est démontré aussi par les expériences magnétiques que l'agent intermédiaire peut être influencé directement par une volonté externe ou par l'action d'un fluide étranger. Ainsi la rupture d'équilibre dans l'agent intermédiaire pourra être provoquée soit par l'âme, soit par le corps, soit aussi, dans certains cas, par une cause externe. Cette rupture, pour peu qu'elle soit prolongée, peut impressionner l'âme et le corps, et donner naissance, dans le composé vivant, à des ruptures consécutives qui constituent l'état morbide. Le corps humain, pour en finir, nous présente sous différents aspects des groupes et sous-groupes plus ou moins importants : organes de la vie de relation, organes de la vie végétative, organes mixtes ou nerveux. Mais la matière dont il est formé nous apparaît sous trois états cardinaux parfaitement appréciables : solidité, liquidité, état gazeux. La liquidité occupe la place moyenne entre l'état solide et l'état gazeux. Chacune de ces catégories se divise à son tour hiérarchiquement en sous-groupes qui comportent trois

états différenciés parallèles aux états supérieurs.
Ainsi, par exemple, on remarquera que l'ensemble
des solides qui constituent le corps humain comprend un état de solidité majeure qui n'est point
dépassé impunément. Il comprend aussi un état de
solidité mineur qui penche vers la liquidité, et enfin
un état moyen avec toutes les nuances intermédiaires. Pour que l'équilibre quasi normal règne
dans l'organisme, il faut que les proportions entre
les solides, les liquides et les gaz ne soient pas al-
térées au delà de certaines limites; il faut que ces
éléments n'empiètent pas les uns sur les autres; il
faut que les organes qu'ils constituent ne soient pas
sollicités à des productions ou à des consommations
extrêmes. Il est évident que toutes les causes que
nous avons attribuées à l'état morbide peuvent déterminer directement ou indirectement ces ruptures
d'équilibre dans l'organisme humain. Que ces ruptures d'équilibre viennent de l'âme par l'agent intermédiaire, ou qu'elles soient directement sollicitées
par des causes externes, elles réagiront immédiatement sur l'agent intermédiaire et sur l'âme; il
y aura rupture d'équilibre dans le composé vivant;
l'homme sera malade. On se sera peut-être aperçu
qu'une nouvelle classification pouvait être établie
en regard de ces différents points de départ que
nous venons de reconnaître à la rupture d'équilibre
première. Mais, sans aborder cette question épi-

neuse, demandons-nous quel sera le rôle du médecin en présence des complications que nous venons
d'indiquer.

Les ruptures d'équilibre consécutives pourront
s'être produites dans des limites très-restreintes, et
alors l'action médicatrice pourra se circonscrire à
proximité des points de départ. Mais laissant de côté
ces circonstances infimes, nous dirons que, le trouble
auquel est en proie le composé vivant ayant affecté
ses trois éléments constitutifs, le médecin doit agir
sur ces mêmes éléments, chercher en eux et en dehors d'eux des ressources salutaires. Il s'adressera
donc à l'âme d'abord. Mais que peut-il pour elle, et
quelles ressources trouvera-t-il en elle? L'âme a
des ressources d'une étendue incomparable et dont
nous ne connaissons pas les limites. Elle peut tout
en s'élevant vers les régions de la foi, vers la source
toute-puissante dont elle émane. Elle peut agir sur
la matière avec une promptitude et une force sans
égales; elle peut réorganiser une matière descendue
déjà vers les derniers degrés de la dissolution, et
nous présenter le miracle d'une lésion organique
instantanément guérie. La foi peut transporter les
montagnes. — *Mens agitat molem.* — Mais pour arriver à cet état supérieur et exceptionnel, la religion est notre seul guide, et le miracle, dont nous
reconnaissons la possibilité, n'entre pas dans le
cercle des phénomènes que nous nous proposons

d'étudier. Dans l'ordre naturel, le médecin peut et doit agir sur l'âme de son malade en s'adressant à ces trois facultés cardinales : aimer, savoir et vouloir. Il l'aimera et se fera aimer de lui ; il l'aimera, pour pouvoir le soigner avec zèle ; il se fera aimer de lui, car sans la confiance et la sympathie du malade, rien n'est possible. En second lieu, le médecin éclairera celui qui souffre sur sa situation et sur les moyens de l'améliorer, car le besoin de savoir veut être satisfait, et l'on exécute mieux les prescriptions dont on comprend l'utilité. Le médecin s'efforcera enfin de stimuler la volonté du patient dans le sens de la guérison, et de rétablir, au moyen de cette volonté, l'équilibre dans les facultés de l'âme. Reportant simultanément son attention sur l'état organique, le médecin se demandera dans quel sens s'est produite la rupture d'équilibre. Il constatera soit une trop grande tendance à la solidification, soit une prédominance de liquidité. Il se préoccupera des moyens de rétablir l'équilibre, de faire disparaître les obstacles. Il s'assurera, dans ce but, le concours des grandes voies d'élimination. Il se persuadera que les équilibres se rétabliront dès qu'une véritable possibilité leur sera offerte. Il portera une attention extrême sur le milieu et sur la fonction de respiration qui unit d'une façon si puissante l'homme au milieu dans lequel il est destiné à vivre, et à trouver un éminent auxiliaire de guérison. Il s'adressera, en un mot, à tous les agents physiques et chimiques susceptibles de le servir dans le but qu'il se propose. Tous ces agents viendront se classer hiérarchiquement dans sa thérapeutique, si, d'une part, il a toujours en vue les lois identiques qui régissent toute la création, et, de l'autre, l'objet unique qu'il se propose, le rétablissement de l'équilibre.

Nous ne dirons plus que quelques mots sur l'action que le médecin devra exercer à l'égard de l'agent intermédiaire. Il sera tenu d'avoir étudié avec le plus grand soin le magnétisme et ses phénomènes, car la puissance de l'agent intermédiaire est très-considérable, et souvent, par lui, le médecin pourrait atteindre à des résultats longs et difficiles à obtenir par d'autres voies. La latitude d'évolution de cet agent lui permet, s'il est dirigé à propos, de se concentrer sur tel ou tel point menacé, pour y provoquer des travaux extraordinaires. Si l'on nous objectait les cas nombreux où des essais magnétiques n'ont produit aucun phénomène apparent, nous les expliquerions par la résistance qu'offrent les groupes fluidiques bien équilibrés chez les sujets sains, et par les obstacles qui absorbent à leur profit les condensations fluidiques dans les corps malades. Souvent le médecin, après avoir, par ses soins, écarté ou enlevé une partie de ces obstacles, pourra confier le reste

de sa tâche à l'agent intermédiaire convenable-
ment dirigé.

Nous voyons ainsi comment le médecin devra
concentrer sa triple action vers un but commun ;
comment il devra agir pour le rétablissement de
l'équilibre sur l'âme, sur le corps et sur l'agent intermédiaire. Par cette manière d'envisager le composé vivant et l'action du médecin, nous avons au
moins l'avantage de voir tomber l'objection principale que soulèvent les trois grands systèmes jusqu'à ce jour en présence.

Le spiritualisme des Stahl et des Van Helmont
aboutit, en dernière analyse, à l'impuissance de la
médecine. Car si l'âme est la directrice, la régula-
trice suprême de l'organisme, quand il s'altère, à
qui s'en prendre, et comment agir sur l'âme par
des moyens thérapeutiques ? Le matérialisme pur
ne présente pas un moindre embarras. Car, s'il n'y
a que matière, cette matière est régie par des lois
inhérentes à sa nature. Tous les phénomènes ne
sont que la réalisation de ces lois ; la maladie est un
état légal de la matière. En vertu de quoi, et par
quels moyens viendrions-nous entraver sa marche ?
Le vitalisme, enfin, ne nous a peut-être pas dit son
dernier mot avec l'éminent Barthez. Mais si nous
allons au fond de toutes les réticences, nous ne dé-
couvrons pas d'issue favorable. En dernière analyse,
un principe vital est aussi insaisissable qu'une âme

ou une loi de la matière, et, comme elles, échappe à toute action thérapeutique [1].

D'après nos idées, Dieu communiqua, dès le principe, à la matière un mouvement initial susceptible de différentiations et de sériations indéfinies. Quand la matière, à travers ses évolutions multiples, devint apte à un état particulier qui servait les desseins du Créateur, il fit descendre sur elle son souffle, son esprit; un fluide, un agent intermédiaire naquit, comme conséquence forcée, de ce contact suprême, et l'homme fut créé. C'est ainsi que se rencontrèrent pour ainsi dire, à un moment déterminé, les deux manifestations extrêmes du type absolu. L'âme se présenta pour cette œuvre mixte avec le libre arbitre, la latitude d'initiative que nous lui avons reconnue; la matière organisée s'y présenta douée de cette latitude d'oscillation qu'elle tenait de son mouvement sériel destiné à la réalisation de toutes les possibilités définies, et comprenant, par là même, tous les états transitoires et fugitifs. L'agent intermédiaire participa des deux natures dont il cimentait l'union. Ainsi

---

[1] Les judicieuses critiques de notre savant ami le docteur Auguste Bader ont particulièrement appelé notre attention sur les difficultés insurmontables auxquelles venaient aboutir les trois grandes doctrines médicales en présence jusqu'à ce jour. Les sagaces observations du docteur Bader ont singulièrement facilité notre tâche dans la recherche d'une solution, et motivent suffisamment l'hommage que nous nous faisons un plaisir de lui rendre ici.

s'est offert à nous le composé vivant, tel que nous nous sommes efforcé de l'étudier. A partir de l'état moyen de liberté initiale, son inclinaison, tant morale que physique, vers le moins bien, ne nous a pas paru mériter, à proprement dire, le nom de disposition définie à la maladie. Le rôle et l'importance des causes instrumentales s'étendront d'autant. L'objet de l'hygiène et de la médecine sera de prévenir et d'écarter les affections qui résultent tant de leur action et de leur contact présent que de leur action et de leur contact passé, comme cause relativement prochaine. Ainsi tombe devant notre doctrine l'objection capitale contre laquelle viennent échouer le spiritualisme, le matérialisme et le vitalisme. Nous nous trouvons aussi en présence d'un esprit et d'une matière, d'une loi morale et d'une loi physique; mais nous avons constaté dans l'homme l'union de l'esprit et de la matière au moyen d'un agent mixte, régi par des lois qu'on pourrait aussi appeler lois mixtes ou intermédiaires. Nous avons de plus, dès le début de cette étude, insisté sur la nécessité de rapporter tous les faits de l'ordre phénoménal aux lois générales premières qui régissent la création; et nous avons affirmé que cette méthode nous conduirait à reconnaître partout l'analogie dans les conséquences comme l'identité dans les principes. Remontant au type divin et absolu, nous inclinant avec admiration devant l'harmonie parfaite qui constitue sa triple nature, nous avons ensuite reporté nos regards sur la créature faite à son image, sur l'homme. Nous avons reconnu qu'une harmonie imparfaite et relative pouvait seule être l'apanage du type humain, imparfait lui-même et relatif, mais triple aussi de nature, comme le principe suprême dont il est la manifestation. Du moment que cette harmonie relative est admise, elle est susceptible, à cause de son imperfection même, d'un degré de perfection plus ou moins grande, et les lois qui la régissent doivent comporter ces fluctuations inhérentes à son essence même. C'est ainsi que nous est apparue, dans l'ordre moral, la loi du libre arbitre présidant aux destinées de l'âme, et lui permettant le bien et le moins bien. C'est ainsi que nous avons entrevu dans l'ordre intermédiaire ou fluidique des lois de condensation et de dilatation de l'élément psycho-électrique qui lui permettent d'accomplir sa destinée mixte. Abordant enfin l'ordre purement physique, nous avons aussi revendiqué pour la matière organisée la faculté de satisfaire au rôle qui lui incombe, tout en oscillant entre des maximum et des minimum d'harmonie. Expliquons encore cette dernière assertion.

Les lois qui régissent la matière tiennent du principe absolu dont elles émanent, et se prêtent à l'ordre relatif qu'elles gouvernent. L'absolu se manifeste par des limites qui ne peuvent être franchies impunément; le relatif se trahit par les voies diverses que la matière peut suivre en deçà de ces limites sans se dérober au but qui lui est assigné. Ainsi, par exemple, l'organisme humain se trouve constitué depuis le crétin le plus abject et le plus difforme jusqu'au type le plus resplendissant d'intelligence et de santé. Toutes les nuances intermédiaires sont possibles, et l'impossibilité n'apparaîtra qu'en deçà ou au delà des deux suppositions extrêmes que nous avons faites. Il est évident que, entre ces limites, l'intervention est possible et légitime, puisque l'expérience même peut en confirmer l'utilité. Il en est ainsi pour toutes les circonstances dont la médecine est appelée à connaître, qu'elles se soient produites par voie d'hérédité ou d'une manière accidentelle. L'intervention, encore une fois, se trouve légitimée par la théorie et par l'expérience, par le libre arbitre dont jouit l'âme, et par les voies diverses auxquelles elle se donne, selon qu'elle est bien ou mal influencée par la mobilité extrême du fluide psycho-électrique et par les phénomènes issus de l'action magnétique, par les différents degrés d'harmonie qu'affecte la matière dans l'organisme constitué et par l'évidence des modifications auxquelles elle peut être soumise. On peut donc agir sur l'âme par l'âme; sur l'agent intermédiaire, par l'âme et par l'agent intermédiaire; sur le corps

enfin, par l'âme, par l'agent intermédiaire et par
des moyens physiques appelés agents thérapeutiques, quand ils ont pour but le rétablissement de
la santé. Ces agents n'ont point encore été classés
au point de vue de la doctrine que nous venons
d'exposer. Nous n'avons point à entreprendre cette
classification qui nécessite d'immenses travaux.
Nous dirons seulement que dans notre opinion ils
paraissent pouvoir se diviser en trois grandes catégories : *Agents dynamiques*, en tant qu'ils auront
pour but le rétablissement de ce que nous appellerons l'équilibre externe des parties constitutives de
l'organisme humain ; *agents chimiques*, en tant qu'ils
auront pour but le rétablissement de l'équilibre par
voie de modification interne de la matière elle-
même qui constitue les organes et les tissus, les
gaz, les liquides et les solides ; *agents mixtes* enfin,
ou *dynamo-chimiques*, quand l'action chimique n'est
que temporaire, ne produit pas de modifications intimes et amène seulement des résultats dynamiques [1]. Les agents appartenant à la première et

[1] La gymnastique, le massage, les frictions sèches, l'électrisation, même indépendante de toute action magnétique, seront
rangés par nous dans la catégorie des agents dynamiques.

Nous comprenons sous la dénomination d'agents chimiques
presque toutes les matières médicales employées jusqu'à ce jour,
et dont l'action chimique a été constatée avec plus ou moins
d'évidence.

Nous appelons agents dynamo-chimiques ceux dont l'action

à la dernière catégorie, c'est-à-dire les agents dynamiques et les agents dynamo-chimiques, peuvent dès aujourd'hui, et en l'état actuel de nos connaissances, trouver leur place dans une application rationnelle, et rendre en thérapeutique des services éclatants. Le résultat direct de leur action étant principalement de faciliter le retour à l'équilibre en débarrassant l'organisme des obstacles issus de tous les modes divers du parasitisme, la théorie peut, dès à présent, nous guider dans leur emploi, et l'expérience nous éclairer utilement sur leur effet. Souvent cet effet sera d'une importance extrême, car le retour à l'équilibre pourra non-seulement être facilité, mais aussi se produire d'une façon complète, et amener la guérison, si les altérations chimiques de la matière organique elle-même n'ont pas dépassé certaines limites difficiles à préciser, état que la science comprend généralement sous la dénomination de lésion organique. Il serait utile, soit pour ces cas extrêmes que nous venons de signaler, soit pour faciliter, dans diverses autres circonstances, le retour à l'équilibre, il serait utile, disons-nous, de s'adresser au concours des agents chimiques dont l'action modifie directement l'état

prenant sa source dans une cause chimique, se traduit au bout d'un temps plus ou moins long par des effets mécaniques. Tels sont le tartrate antimonié de soude et de potasse, le kermès minéral, les sels de magnésie, etc., administrés à certaine dose.

chimique de la matière qui compose l'organisme
humain. Mais en l'état actuel de la science, nous ne
pouvons que recommander une grande prudence
dans l'emploi de ces agents, car ils n'ont point
encore été suffisamment étudiés au point de vue
d'une doctrine rationnelle. La chimie minérale et
la chimie organique elle-même sont restées stériles
pour la chimie vivante, car, malgré la grande initiative de M. Louis Lucas, les éléments chimiques
n'ont point encore été envisagés ni classés eu égard
à leur hiérarchie générale dans l'ordre du mouvement. Ici nous touchons à la question fondamentale
et si délicate de la molécule première, et aussi des
agencements, des sériations, des groupements mo-
léculaires consécutifs. Que la molécule première
soit un atome inerte, créé d'abord, et ensuite soulevé par le mouvement divin, ou que ce mouvement, en réagissant sur lui-même, ait donné naissance à la molécule première, n'importe. En la
considérant, pour notre compte, au point de vue
de la loi générale d'où découle toute notre systé-
matisation, nous sommes porté à affirmer que le
mouvement initial dont elle a été douée n'est point
ce qu'on pourrait appeler un mouvement à dose
fixe. Nous croyons, au contraire, que la molécule
première, tombant, par sa nature même, sous le
coup de la relativité, pouvait supporter un minimum et un maximum de mouvement, ou bien être

soulevée par lui dans ces conditions. Nous croyons par conséquent que le mouvement lui a été donné dans le principe avec cet attribut d'action et de réaction à proximité d'un état moyen. Cette faculté du mouvement moléculaire a engendré les agencements, les sériations, les groupements infinis qui constituent des séries plus ou moins fixes à mesure qu'on recule dans les profondeurs de la matière, ou simplement des états d'équilibre fugitif non sériel essentiellement transitoires, si l'on porte son attention sur les mystérieux phénomènes de la vie organisée. Il s'agit de pénétrer dans le secret de cette hiérarchie et d'y classer logiquement les agents thérapeutiques. La science n'est pas aussi dépourvue de données à cet égard qu'on pourrait le croire. Mais jusqu'à ce que ces importants travaux soient réalisés, il nous faut recommander encore une fois une extrême prudence dans l'emploi des agents chimiques. Cette réserve faite, nous croyons avoir, par tout ce que nous venons de dire, établi et légitimé dans certaines limites non-seulement l'intervention morale du médecin, mais aussi son action thérapeutique.

L'homme pourra ainsi, grâce à la bienfaisante intervention du médecin et de son art, usant de la latitude inhérente à son organisme, reprendre le chemin du mieux, qui est la santé. Il le pourra, disons-nous, si dans l'ordre psychique, s'appuyant sur la religion et la morale, et faisant usage de son libre arbitre, il se dirige vers le mieux, qui est la santé spirituelle, la vertu. L'agent intermédiaire, solidaire de l'âme et du corps, les suivra dans leur marche nouvelle, et le composé vivant tout entier, l'homme, atteindra les limites suprêmes du bien permises à sa nature.

Quand nous disons l'homme, nous ne voulons point parler de l'homme d'aujourd'hui, mais de l'humanité, car nous croyons que le cours de certains phénomènes qui se sont enchaînés et accomplis dans le temps a besoin du temps aussi pour être remonté. Nous croyons que la médecine, par exemple, serait impuissante à annihiler, sans le concours du temps, le résultat des causes prochaines, des phénomènes héréditaires en particulier. Nous croyons que plusieurs générations lui seront nécessaires pour l'accomplissement de cette œuvre, et qu'il lui faudra aussi revendiquer le concours prolongé de plusieurs autres sciences dont la mission sera d'influencer favorablement les milieux, de diriger, en un mot, la planète tout entière vers l'état de plus grande harmonie possible entre elle et son principal habitant, l'homme.

Ainsi s'accomplira la guérison générale que nous croyons possible, à condition que la médecine cesse d'être une science de convention, qu'elle se base sur les lois générales de la création, qu'elle émane, en un mot, de la synthèse physique universelle. Cette science, dont nous avons été heureux d'entrevoir les premières lueurs dans des écrits récents, s'appuiera sur l'analogie comme méthode fondamentale. Bien des recherches, bien des essais, bien des critiques judicieuses seront nécessaires pour constituer définitivement cette méthode; mais, en attendant des jours plus heureux, que l'analogie soit, tout au moins, le bac salutaire qui, allant et venant sans cesse des rives escarpées de la synthèse aux bas-fonds de l'analyse, cimente l'union de ces deux sœurs séparées encore par un funeste sentiment d'antipathie.

Nous nous sommes efforcé, dans le cours de cette ébauche incomplète, d'indiquer une philosophie qui pût assister la médecine dans sa marche progressive. Nous avons à chaque pas rencontré sur notre route des voies qui paraissaient mener au but tant désiré; nous avons maintes fois aperçu de larges horizons qui nous appelaient à eux. Mais ces sentiers difficiles, nous n'avons pu que les désigner vaguement; ces splendides perspectives, nous n'avons pu que les entrevoir. Des investigateurs plus habiles et plus expérimentés que nous, leur demanderont avec plus d'efficacité les véritables et grands secrets de l'art médical.

Nous convions de tout cœur à cette tâche glorieuse les jeunes et ardents pionniers de l'avenir.

C'est à eux de parcourir ces voies inexplorées ; c'est à eux d'atteindre à ces horizons lointains ; c'est à eux enfin d'édifier, sur cette terre promise, le majestueux monument de la science future. Alors, mais alors seulement, seront vides de sens les tristes paroles que nous avons prises pour épigraphe : Que deviendrons-nous, pauvres malades, tandis que les princes de la science se livrent, en champ clos, à leurs discussions stériles?

Quidquid delirant reges, plectuntur Achivi.

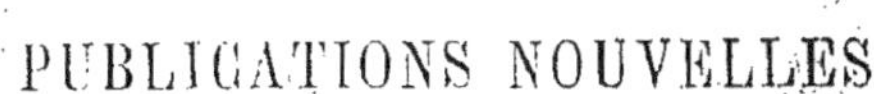

PUBLICATIONS NOUVELLES

DE

LA LIBRAIRIE A. FRANCK

Alb. L. HEROLD, successeur,

67, Rue Richelieu.

COLLAS (B. C.), **la Turquie en 1861**, gr. in-8°, broché. . . . 5 fr.

DE L'ÉTANG (E. A.), **Souvenirs et enseignements. — France et Russie (1787-1859)**, deuxième édition, gr. in-8° broché. . . 4 »

FOURMESTRAUX (E.). **Étude sur Alexandre II**, gr. in-8°, broché. . . . . 6 »

GALITZIN (prince Aug.). **L'Église russe est-elle libre?** in-8°, broché. . . . . 4 »

JOURDIER (A.). **Des forces productives, destructives et improductives de la Russie,** deuxième édition, revue, corrigée et augmentée de neuf cartes, dont huit en chromo-lithographie, gr. in-8°, broché. . . . . 6 »

Mémoires de l'amiral Tchitchagoff (1767-1849), avec une notice biographique, d'après des documents authentiques, in-16, broché. . . . . 4 »

Notice sur le prince Dmitri Galitzin, in-8°, broché, papier vergé. . . . . 5 »

SCHNITZLER (G. H.), **La mission de l'empereur Alexandre II et le comte Rostoftzoff**, gr. in-8°, broché. . . . . 4 »

SMITT (F. de), **Frédéric II, Catherine et le partage de la Pologne**, d'après des documents authentiques, gr. in-8° broché. . . . . 8 »

Socialisme en Russie (le), étude contemporaine, gr. in-8°, broché. . . . . 4 »

Souvenirs d'un exilé en Sibérie (le prince Eugène Obolenski), traduit du russe par le prince Augustin Galitzin, in-16, broché. . . . . 3 »

TOURGUÉNEFF (N.), **Un dernier mot sur l'émancipation des serfs en Russie**, gr. in-8°, broché. . . . . 3 »

ZAPASNIK (A.), **Études financières sur l'émancipation des paysans en Russie, sur l'impôt foncier, le système monétaire et le change extérieur**, in-8°, broché. . . . . 4 »

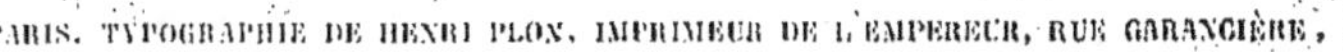

PARIS. TYPOGRAPHIE DE HENRI PLON, IMPRIMEUR DE L'EMPEREUR, RUE GARANCIÈRE, 8.

www.ingramcontent.com/pod-product-compliance
Lightning Source LLC
Chambersburg PA
CBHW071233130726
47998CB00003B/934